I0059571

Hardy

T 70
e
39

Te $^{70}_{39}$

DE LA SURDITÉ,

DE SON TRAITEMENT,

Par **Henri HARDY**, *de Rouen,*

ANCIEN MAGISTRAT,

DOCTEUR EN MÉDECINE A DIEPPE,

Auteur 1° d'un Mémoire sur la menstruation, sa physiologie, ses troubles ; sur la fièvre de lait et son traitement abortif ; (1839.)

2° D'un Mémoire sur les maladies nerveuses, leur classification et leur traitement physiologiques, présenté à l'Académie de Médecine. (Année 1845.)

Et 3° d'un Mémoire sur l'érysipèle traumatique, ses causes, son traitement prophylactique et curatif ; coup-d'œil sur les éruptions en général, leurs rapports avec les fièvres pernicieuses.

(Sous presse.)

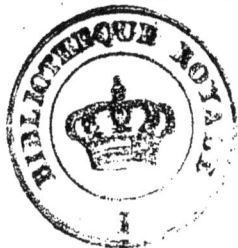

Sublatâ causâ, tollitur effectus.

DIEPPE,

Imprimerie d'EMILE DELEVOYE, rue Duquesne, n° 3.

—

1845.

A S. E. M. le Comte DE SALVANDY,

Ministre de l'Instruction publique.

———

La sollicitude dont vous avez toujours fait preuve pour le corps médical, la protection que vous lui promettez, et dont il a tant besoin,

Me font prendre la liberté de vous faire hommage de cet opuscule en vous le dédiant.

Puisse-t-il vous paraître une légère preuve de reconnaissance pour le bien que nous attendons de vous.

Un de vos plus dévoués serviteurs,

Le Docteur **HARDY.**

En écrivant ce dernier Mémoire sur la surdité, nous n'avons point eu pour but de décrire les maladies de l'oreille d'une manière complète, qui dispensât d'en faire une autre étude plus sérieuse, nous avons omis à dessein l'histoire des vices de conformation, et beaucoup de particularités qui ne nous appartiennent pas; il nous a déjà fallu glaner à la moisson des autres pour présenter le traitement nouveau que nous voulions faire connaître, ce qui nous sera pardonné, nous l'espérons, en faveur du service que nous voulons rendre à une foule de malheureux privés sinon du plaisir de nous lire, au moins du plaisir de nous entendre.

Le siége profond de l'organe de l'audition, sa structure délicate et compliquée, la difficulté de reconnaître anatomiquement et physiologiquement les lésions et troubles de plusieurs de ses parties, l'impuissance des sourds-muets, souvent aussi des autres malades, de s'expliquer convenablement, surtout leur impatience pour suivre des médications longues, ennuyeuses, souvent incertaines dans leurs effets, nulles pour la plupart, la négligence des médecins eux-mêmes à diriger jusqu'à la fin le traitement avec tout le zèle, l'assiduité et la capacité nécessaires, tout cela rend suffisamment compte de l'état encore si peu avancé de la pathologie de l'organe de l'ouïe, de l'inefficacité des traitemens suivis, et qui ne répondent pas au progrès médical de nos dernières années. Un grand nombre d'auteurs de tous les pays ont fourni leur contingent; nous nous sommes attachés, nous, à l'état particulier que l'on nomme

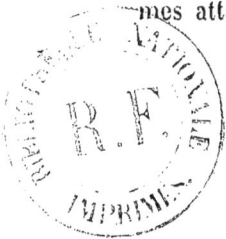

cophose ou surdité, état le plus souvent chronique, termi-
naison d'un grand nombre de maladies de l'oreille
moyenne et interne, et qui résiste communément aux plus
habiles mains.

Encouragés par les succès rapides et constans que depuis sept années nous obtenions dans le traitement des
maladies des yeux, iritis, kératites, conjonctivites, ulcéra-
tions, taches de tous genres sur le globe oculaire, fistule la-
crymale, etc., nous avons été tout d'abord amenés à combat-
tre par les mêmes moyens les causes et symptômes qui nous
paraissaient congénères dans d'autres appareils d'organes.

Effectivement, les maladies des oreilles reconnaissent,
ainsi que les maladies des yeux, un grand nombre de causes identiquement les mêmes, notamment les causes métastatiques.

Disons-le de suite, l'iode, ses composés, leurs préparations, voilà notre arsenal.

L'iode, ce remède d'une utilité aujourd'hui si incontesta-
ble (nous en proclamons à haute voix les vertus).

Quel usage plus important? Quel nombre d'affections,
autrefois effrayantes, inguérissables, tant dans la pratique
médicale que dans la pratique chirurgicale, ne guérit-il
pas?

Quel agent aujourd'hui d'un usage plus général, peut
lui être comparé, préféré dans la matière médicale?

Sont-ce l'opium, l'émétique, le sulfate de quinine, le
seigle ergoté, le mercure, le fer, les purgatifs, etc., etc.,
(médicamens héroïques, nous le reconnaissons,) qui peuvent entrer en lice avec un médicament qui se joue des né-
vrôses, lorsqu'on sait l'associer convenablement, des maladies de l'appareil génito-urinaire, maladies de l'utérus,
troubles de la menstruation, chlorose, syphilis chronique,

ce fléau des familles, tumeurs de toutes natures, kistes, fistules, caries, maladies de la peau, du système pileux, la goutte, les scrofules, maladies aiguës et chroniques de la vue, de l'audition, hypertrophies glandulaires du corps thyroïde, de la prostate, etc. ; peut-être un jour, avec de nouvelles études, de nouvelles associations, le moyen le plus efficace d'arrêter les progrès de la pthysie pulmonaire? Nos essais ont été jusqu'alors sans résultat dans cette dernière affection, ne nous étant adressés qu'à des cas entièrement compromis, qu'à des tubercules en suppuration complète.

Nous avons long-temps expérimenté par nous-mêmes, et pour juger du mérite des assertions souvent trompeuses, tout ce que la matière médicale contient de substances véritablement médicamenteuses, un grand nombre ont fixé notre attention d'une manière toute spéciale, l'opium, les solanées vireuses, la noix vomique, la métallurgie, au au premier rang; les baumes, les résines, les plantes qui les contiennent, les aromates, les amers, au second rang; nous avons reconnu que la médecine avec ces agents, conduits par des mains familières, possédait des trésors immenses (1).

Un médecin célèbre mourant disait à trois adeptes : « Je laisse après moi trois grands médecins : la diète, l'eau et la saignée. »

Nous ne relevons ces paroles que pour les taxer d'une déplorable exagération, malheureusement trop accréditée, qui fait de la part même des meilleurs maîtres de l'art tolérer aux examens des docteurs une ignorance coupable des agents médicamenteux, de leurs préparations et de leur véritable emploi qu'ils dédaignent le plus souvent d'approfondir eux-mêmes.

(1) Bibliothèque de thérapeutique de *Bayle*.

Honneur à MM. Trousseau et Pidoux, d'avoir des premiers, par un corps de doctrine de thérapeutique physiologique éclairé, fait sortir le monde médical d'une torpeur funeste!

Honneur à M. Bouchardat! qui, par son annuaire thérapeutique, bien conçu, d'un prix modique, ne permet à aucun praticien de s'éloigner du mouvement thérapeutique.

DE LA COPHOSE OU SURDITÉ.

Quoique des cinq sens, la perte de l'ouïe soit la plus facilement supportable à l'homme, elle n'en constitue pas moins une incommodité extrêmement désagréable, qui remplit la vie de monotonie, d'hébétude, et souvent de chagrin.

La surdité peut résulter : 1° de l'otite aiguë ou chronique; 2° de l'otorrhée; 3° de l'otalgie; 4° d'un vice primitif ou consécutif de conformation.

Ce sont là les quatre types qui, formant autant d'affections particulières de l'oreille, peuvent se trouver quelquefois réunies; elles comprennent, par leur dénomination vague, toutes les espèces d'altérations qui y peuvent prendre siége, et dont nous déterminons ainsi d'après Joseph Franck la nature : Otite traumatique, hémorrhagique, catarrhale, métastatique, symphatique, arthritique, scrofuleuse, vénérienne, hydropisies, siccité par défaut d'exhalation, excroissances, fongosités, épaississement, tension, relâchement, prolapsus, érosion et rupture du tympan, oblitération de la caisse du tympan, son hydropisie, altération des osselets de l'ouïe, celle de la fenêtre ovale et de la fenêtre ronde, la suppuration, la carie de ces différentes parties, celle des cellules mastoïdes, l'oblitération de la trompe d'Eustache, l'absence ou l'imperfection du labyrinthe, enfin les lésions ou altérations du nerf acoustique. Affections curables. Affections incurables.

Tel est l'exposé sommaire des diverses altérations de l'organe de l'audition, que nous allons comprendre dans une seule définition, pour en décrire sous le nom générique d'otite, le type aigu, inflammatoire, en indiquant à la fois pour le traitement ce qui convient spécialement à chaque genre en particulier.

Tous les âges sont sujets à l'otite, l'enfance est sujette à l'otite scrofuleuse, catarrhale, à l'otite métastatique; l'adulte à l'otite catarrhale, traumatique, arthritique, symphatique, vénérienne et métastatique ; le vieillard à toutes les otites, mais surtout l'otite catarrhale chronique.

Les signes symptômatiques et diagnostiques des affections inflammatoires aiguës de l'organe de l'audition, quelle que soit celle des causes que nous avons précédemment énumérées, sont toujours :

Une douleur pongitive et lancinante, avec sentiment de tension dans le conduit auditif, s'étendant quelquefois vers la gorge, empêchant la déglutition, et s'augmentant avec les mouvemens de la tête, avec la toux, la mastication et l'émission de la voix.

L'intérieur du conduit d'Eustache partage souvent les inflammations de la gorge; entièrement revêtu par la membrane muqueuse du pharynx, qui, après en avoir tapissé l'extérieur vers son extrémité nasale, s'enfonce par son ouverture, en formant un repli sensible et très-saillant, et se prolonge jusque dans la cavité du tympan, où nous avons pu le suivre malgré son changement de texture apparent; chez les sujets affectés d'otite, les cris, les sifflemens, les bourdonnemens, la confusion des sons qui surviennent, sont accompagnés ou suivis d'une surdité de plus ou moins de durée.

L'ablation des amygdales a souvent dû être opérée, lorsqu'on les supposait devoir, par leur inflammation chronique ou leur volume, causer l'inflammation ou l'oblitération de la trompe d'Eustache.

La maladie se borne souvent à ces symptômes, mais souvent aussi, si ses progrès continuent, il peut se faire un écoulement d'un fluide d'abord ténu, qui s'épaissit graduellement, dont la couleur devient verte et fétide, purulent, contenant quelquefois des détritus d'os cariés en suppuration, si la marche de la maladie n'a pu être prévenue ou arrêtée.

Il y a constamment une violente douleur de tête du côté affecté dans l'inflammation aiguë, quelle que soit l'espèce à laquelle nous la rattachions, lorsque son siége se trouve surtout dans l'oreille interne, et détermine la carie des cellules mastoïdes, auquel cas le pus s'échappe petit à petit par la trompe d'Eustache, mêlé aux crachats, ou quelquefois avec abondance et par gorgées, selon les ravages qui ont été opérés par la carie.

Les inflammations de l'oreille externe se distinguent de l'interne, en ce que dans la première la douleur est située moins profondément dans le conduit auditif, la céphalalgie est moins violente, la trompe d'Eustache ne partage point l'inflammation, les mouvemens de la gorge sont peu ou point douloureux, l'écoulement qui peut se manifester à la suite apparaît en quelques heures, en quelques jours au plus ; dans l'oreille interne, au contraire, l'écoulement n'apparaît pas avant une huitaine de jours, et tout-à-coup, par suite de l'érosion naturelle ou artificielle de la membrane du tympan, beaucoup plus purulent, fétide, souvent mêlé de stries sanguinolentes.

On peut confondre l'otite, chronique surtout, avec l'otalgie ; par un examen attentif portant sur les habitudes, l'exercice, la profession, le régime, l'habitation, le climat, la température, le tempérament, le sexe et l'âge, l'hérédité, les autres maladies préexistantes ou régnantes chez le malade, aussi bien que sur la population, les exanthèmes, la teigne, les dartres, les voies digestives, la transpiration générale et locale, le médecin parviendra sans doute aisément à porter un diagnostic certain.

Par cet examen qu'il faut rendre aussi complet que possible, on arrivera à connaître les causes qui peuvent amener le trouble dans les fonctions, et il faut absolument les connaître pour espérer y opposer un traitement rationnel et efficace.

Sublatâ causâ, tollitur effectus.

Si nous nous sommes contentés de grouper les affections de l'oreille en quatre types, pour n'en donner qu'une définition générale, nous ne pouvons, pour en bien indiquer le traitement, nous dispenser d'en passer chaque lésion en revue, d'après sa nature propre et particulière, et dans la prévision de la curabilité ; et pour ce faire, nous suivrons la classification que nous avons adoptée plus haut, et qui a le mérite de marcher de région en région, sans perdre de vue les affections générales qui peuvent s'étendre à tout l'appareil ainsi qu'à toute l'économie animale.

Quoique de chaque genre d'otite aiguë la surdité se produise ordinairement, elle se dissipe le plus souvent avec la disparution de l'inflammation ; elle ne persiste habituelle-

ment que lorsque l'inflammation a passé à l'état chronique;
c'est surtout sous ce dernier point de vue que nous voulons l'envisager, nous ne pouvons cependant nous dispenser d'examiner chaque état aigu, et mentionner seulement
ici les lésions organiques ou vices de conformation, à cause
de leur incurabilité évidente.

Otite traumatique : il faut par une inspection minutieuse
examiner le conduit auditif externe, le sonder avec délica-
tesse, extraire par des injections émollientes, par la vapeur
d'eau, par de l'huile, le cérumen qui s'y amasse, s'y épaissit surtout dans la vieillesse; les insectes et leurs œufs
peuvent s'y introduire et produire de l'irritation ; des corps
étrangers y ont souvent été introduits et ont causé une
surdité que leur extraction faisait ensuite disparaître ; une
hémorrhagie, des caillots de sang qui en sont la suite ont
produit l'effet de corps étrangers, il faut d'abord en cher-
cher la cause, y remédier, si moyen, et extraire les
caillots avec ménagement; un des caractères de cette surdité est de n'affecter qu'une seule oreille; cette inflammation ne nécessite d'autre traitement médical que l'applica-
tion de quelques sangsues, lorsqu'elle est parvenue à un
développement exagéré, que l'attention du médecin ren-
dra toujours fort rare.

Otite catarrhale : beaucoup de causes donnent naissance
à cette inflammation, et c'est une de celles que l'on voit
prendre d'emblée et conserver le plus souvent la forme
chronique, soit que son siége se borne à l'oreille externe,
qu'elle entreprenne l'oreille moyenne, que symptômatique
d'angines, ou essentielle, elle envahisse la trompe d'Eustache.

Le refroidissement, la suppression de transpiration,
l'humidité du sol, des habitations, demandent un traite-

ment hygiénique convenable, les sudorifiques, les minora-
tifs, les pédiluves sinapisés, les émolliens sur le lieu malade ; les sangsues derrière les oreilles ont été conseillées
par les uns, proscrites par les autres, de même les vésicatoires dans l'état chronique ; nous nous rangeons pour la
proscription, et nous avons ici, comme pour les maladies
des yeux, remplacé avantageusement ces moyens, dont
des patients avaient été couverts, sans d'autre effet que
d'inutiles souffrances, par la teinture d'iode, par l'iode en
fumigations, le cinabre en fumigations, souvent aussi
par des frictions mercurielles derrière les oreilles, en pe-
tite quantité.

Otite métastatique : comme nous n'écrivons que pour
des médecins, nous leur supposons connues les affections
qui peuvent se déplacer et transporter leur siége sur l'appareil de l'audition notamment : les affections cérébrales, la pleurésie, la fièvre maligne de Cayenne, la suppression d'écoulemens habituels, les flueurs blanches, la blennorrhée, la diarrhée, états divers qu'il faut s'appliquer à reconnaître pour y approprier un traitement rationnel.

C'est dans l'otite métastatique d'affections cérébrales
aiguës qu'il faudra recourir à des applications réitérées de
sangsues, aux pédiluves sinapisés, aux vésicatoires à la
nuque, aux cuisses, aux purgatifs végétaux, etc., etc.

Dans les otites métastatiques de blennorrhée, de flueurs
blanches, il faut rappeler l'écoulement à son lieu primitif,
employer les fumigations de cinabre, d'iode, la teinture
d'iode, les frictions mercurielles, les ferrugineux, le seigle
ergoté, l'azotate de potasse, etc.

Otite symphatique : Joseph Frank signale des otites
symphatiques chez les enfans par l'effet de la dentition,
chez les adultes par les dents cariées, il faudra donc aussi

examiner et soigner convenablement la bouche des malades, lorsqu'aucune autre cause ne pourra être présumée
donner lieu à l'inflammation.

Otite arthritique : l'otite arthritique, rhumatismale en-
vahit également toutes les parties de l'oreille, elle réclame
un traitement général, la teinture de colchique, d'iode, le
régime végétal, les limonades, etc. Dans le conduit auditif
l'huile d'amandes douces, l'huile camphrée, l'huile de jus-
quiame, la teinture d'iode réussissent très-bien.

Otite scrofuleuse : nous répéterions ici ce que nous avons
dit pour le traitement de l'otite chronique catarrhale, si
nous n'avions à y ajouter les indications d'un traitement
interne, tonique, fortifiant, les pilules de Blaud, l'iodure
de potassium ; nous laissons nos scrofuleux et nos chloro-
tiques se choisir un régime alimentaire, nous suivons en
cela la pratique de quelques médecins anglais, et nous
nous en trouvons au-delà de tout ce qu'on peut se figurer ;
nous condamnons tous ceux, et ils sont nombreux, et
parmi eux, des plus célèbres, qui condamnent leurs malades à un régime animal et vineux, indigeste, fiévreux ;
nous avons été assez heureux pour arracher à une mort
certaine des malheureuses jeunes filles aux approches du
marasme, seulement en changeant le régime meurtrier
que leurs parens les obligeaient à suivre par ordre de
médecin.

Les bains froids, les bains de mer sont de bons adjuvans
dans ces affections; ils ont été particulièrement recomman-
dés dans une surdité que nous appelons onanique. Les
malades atteints d'otite doivent avoir soin en se baignant
de placer du coton cardé dans les oreilles, la surdité tem-
porelle pouvant résulter de l'immersion, soit que l'eau
s'introduise violemment par la trompe, soit que par le

conduit auditif externe elle pénètre avec plus ou moins de force; les médecins de marine militaire et de l'artillerie devraient de même avoir toujours soin de faire garnir les oreilles des marins et artilleurs employés aux pièces de canon ou soumis à leur détonation dans les forteresses, les vaisseaux, sur les champs de bataille.

Les caries scrofuleuses de l'oreille cèdent au traitement que nous venons d'indiquer, le mal se limite promptement, mais il faut continuer quelquefois des années entières un traitement iodique et ferrugineux, interrompu, repris pour chasser toute crainte de rechûte.

Dans l'otorrhée les soins de propreté sont d'une nécessité indispensable, des injections émollientes, la vapeur d'eau sont d'un usage justement recommandé, et qui facilite, du reste, l'absorption de notre médication.

Otite vénérienne : ce que l'on vient de lire laisse voir de suite, par la nature même de nos médicamens, de quel puissant effet ils seront dans cette terrible maladie; traitement général, traitement local, doivent être sans retard mis en usage par légères fractions et à plusieurs reprises.

L'avantage que nous trouvons dans l'iode et le cinabre ainsi administrés, par vaporisation, est que leurs molécules divisées pénètrent jusqu'à la membrane du tympan, où elles se répandent, se trouvent absorbées, pénètrent l'intérieur de l'appareil de l'audition, lui rendent l'élasticité, la porosité indispensables à l'accomplissement de sa fonction.

Ce traitement est applicable à l'épaississement de la membrane du tympan, à ses maladies, à l'hydropisie du tympan, à son oblitération, indépendamment de quelques moyens depuis long-temps admis dans la science, et dont l'efficacité pourtant douteuse ne saurait être absolument rejetée.

Quelle que soit la cause qui produise la surdité chez un sourd-muet de naissance, nous ne recommandons pas moins l'usage de notre médication, cette cause inconnue pouvant céder comme celles que nous avons passées en revue à son emploi sagement administré, convenablement dirigé.

Nous ne dirons rien ici des vices de conformation, la nature seule s'est réservé le secret de procréer les organes, nous ne pouvons construire ceux qu'elle nous a refusés, et pour l'organe de l'ouïe nous ne pouvons replacer ceux que les coups, chûtes, maladies ont pu détruire ou déplacer.

Les heureux effets que nous avons éprouvés de notre procédé fumigatoire minéral, chez des individus des deux sexes, d'âges opposés, traités par des hommes éclairés, spéciaux, sans aucun succès, nous ont engagés à publier cet opuscule, afin que chacun puisse en profiter, expérimenter, les exemples ne manqueront à personne.

Nous terminerons en donnant un conseil à ceux qui préconisent les injections de la trompe, l'usage des sondes, croyant toujours trouver le trajet oblitéré et y reportant toutes causes de surdité.

Qu'ils se rappellent la disposition de la membrane muqueuse qui la tapisse, son état d'inflammation chronique, son boursoufflement habituel, augmenté encore par les cautérisations qu'on y pratique quelquefois, augmenté encore par la présence de sondes, qui irritent, déchirent et aggravent le mal sans utilité!

Parce que la preuve de ce que nous avançons ne peut être

donnée anatomiquement, il ne s'ensuit pas moins, comme le dit M. Velpeau, pour les maladies et prétendus engorgemens de l'utérus, que l'observation ne soit réelle et de toute justesse.

Faites faire à vos malades des fumigations minérales, par la trompe même, si vous le croyez nécessaire, employez des gargarismes astringens, faites porter de la laine aux pieds, au cou de vos malades, du coton dans leurs oreilles, tout ceci est simple, peu gênant, pas effrayant,

Mais de grâce serrez vos sondes (1).

---

(1) Quels appareils n'a-t-on pas imaginé pour les voies urinaires ? c'est à qui sondera le mieux et le plus, partout des rétrécissemens de l'urètre. Je déclare qu'ils sont plus rares qu'on ne le pense, et j'ai souvent vu des individus traités, sondés, cautérisés, aggravés, guérir parfaitement par l'usage interne du bourgeon de sapin, du copahu, de l'essence de thérébentine, du seigle ergoté, etc., etc. Le copahu opère la résolution rapide des engorgemens de l'épididyme aigus et chroniques pour lesquels on préconise aujourd'hui *l'incision* de la glande, n'est-ce pas le comble ?

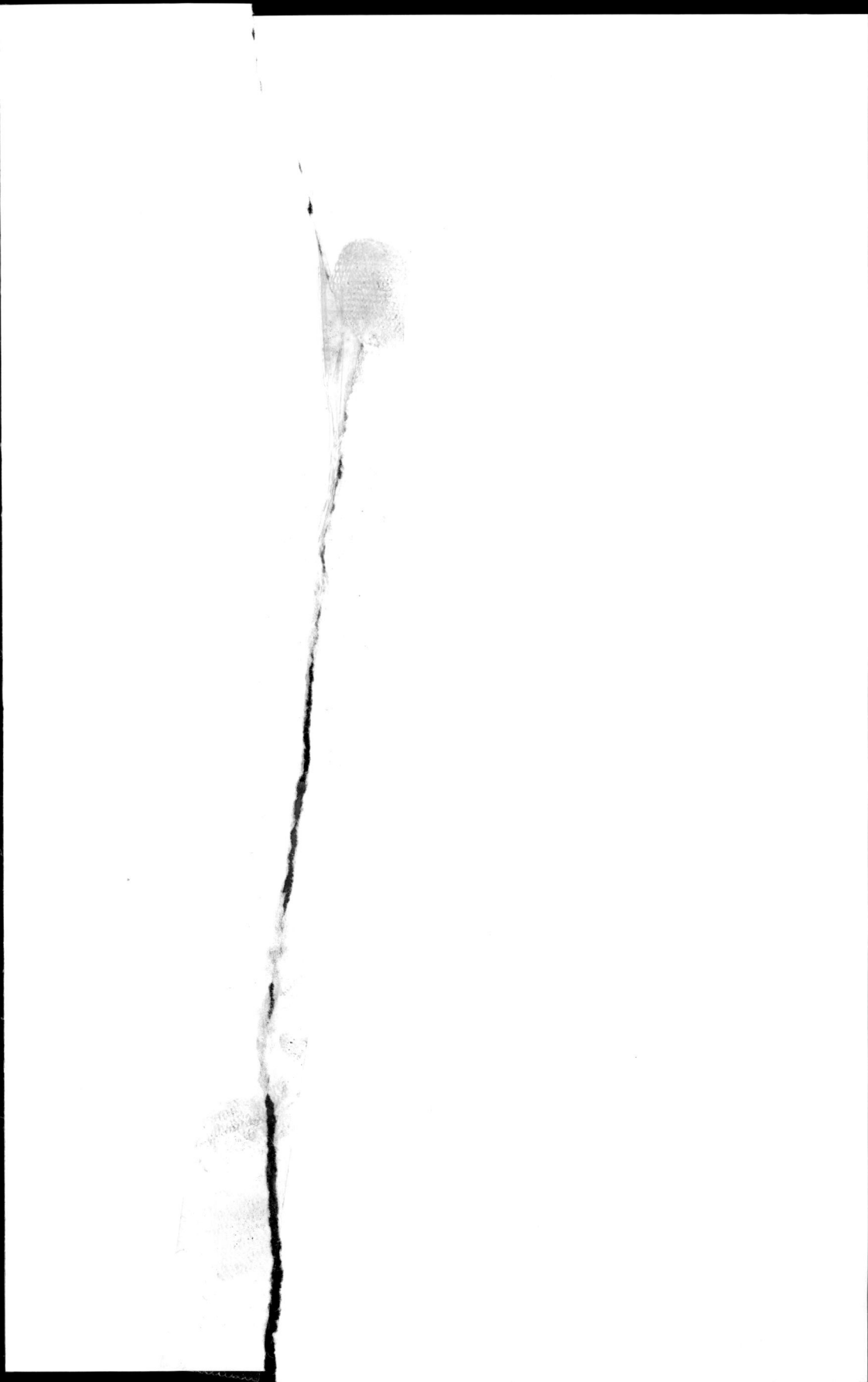